OBSERVATIONS RAISONNÉES

SUR

LES DIVERS PROCÉDÉS

EMPLOYÉS A L'EXTRACTION

DU

SULFATE DE QUININE,

ET

NOUVEAU PROCÉDÉ POUR L'OBTENIR ;

Par M. Bernadet, Pharmacien

Prix . 1 franc 5o centimes.

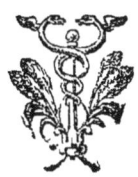

A TOULOUSE,

CHEZ DAGALIER, LIBRAIRE, RUE DE LA POMME, 71.

IMPRIMERIE DE CAUNES, RUE DES TOURNEURS, 45.

1826.

OBSERVATIONS

SUR L'EXTRACTION

DU

SULFATE DE QUININE.

OBSERVATIONS

RAISONNÉES

SUR

LES DIVERS PROCÉDÉS

EMPLOYÉS A L'EXTRACTION

DU

SULFATE DE QUININE,

ET

NOUVEAU PROCÉDÉ

POUR L'OBTENIR ;

Par M. Bernadet,

ANCIEN PHARMACIEN EN CHEF DE L'HOSPICE SAINT-ANTOINE, A PARIS,
ACTUELLEMENT PHARMACIEN A TOULOUSE.

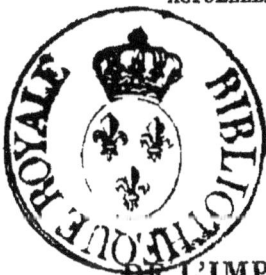

TOULOUSE,
DE L'IMPRIMERIE DE CAUNES,
RUE DES TOURNEURS, n.° 45.

1826.

Au Lecteur.

—

S'IL est pénible de parler de soi, il est fâcheux
d'y être obligé. J'ai consacré ma vie à l'étude
d'une science, et à la pratique d'un art utile ;
ce n'a pas été sans succès. Le Public m'honore
de sa confiance , et j'ose me flatter de l'estime
de mes amis.

Je fus d'abord guidé dans la carrière par
M. Lamothe , pharmacien à Toulouse ; et c'est
à ses utiles leçons que je dus de pouvoir obtenir la place d'élève interne des hospices de
Paris. Au premier concours, j'arrivai au poste
de pharmacien en second de l'Hôtel - Dieu ,
jusqu'à ce qu'enfin , après une nouvelle lutte,
je fus nommé à la place de pharmacien en

chef de l'hospice Saint-Antoine, place que j'ai long-temps occupée.

Élève de l'École spéciale de pharmacie, je donnai des preuves d'étude et d'application. Le concours qui termina l'année scolaire de l'an 12 (ou 1804), me fournit l'occasion de remporter le premier prix de botanique, et le premier accessit de chimie ;

Celui de l'an 13 (ou 1805), celle de remporter le premier prix d'histoire naturelle, et le second prix de chimie.

Ces succès me donnèrent le droit exclusif au grand prix du Gouvernement ou de l'Institut.

Cette même année, la Société libre des pharmaciens de Paris, voulant encourager les élèves, ouvrit un concours qui embrassait les quatre parties de la pharmacie ; il me valut une cinquième médaille.

Au nombre des professeurs et des juges de cette école, et de ces nombreux concours, incontestablement les plus célèbres du Royaume, figuraient Vauquelin, Bouillon-Lagrange, Henry père, Nachet, Laugier et Guiard, etc. Parmi les concurrens, je nommerai Vogel et Pelletier.

Les registres de l'École, ceux de l'Institut et de la Société libre de pharmacie de Paris, mes médailles et le moniteur, attestent ces succès, qui me placèrent au rang des premiers élèves de l'école; et je ne rappelle ces trophées que pour faire taire l'envie, qui voudrait malicieusement me les enlever, en les niant auprès de ceux qui les ignorent.

Sans cesse occupé des mêmes objets, j'ai depuis, dans quelques écrits, faits dans le seul but du bien public, démasqué courageusement l'ignorance, démontré et combattu victorieusement l'erreur, quand elle a osé se montrer publiquement avec l'appareil de suffisance et d'orgueil qui l'accompagne toujours.

Dans mes travaux journaliers, j'avais fait

quelques observations , qui m'ont mis à même de simplifier les procédés connus , employés pour la fabrication du sulfate de quinine , et j'avais jugé que leur publication pourrait être utile à l'humanité , à la médecine et à la pharmacie.

Parmi les plus simples praticiens., populariser , pour ainsi dire , la fabrication d'un remède aussi précieux ; arriver par-là à le mettre à la portée de beaucoup plus de monde, en faisant baisser le prix d'un remède très-cher , et en même-temps le mettre à l'abri des sophistications de la cupidité , tel est le but que je voulais atteindre.

Mes amis pensèrent qu'un travail aussi utile devait m'ouvrir la porte de la Société de Médecine de Toulouse , où j'avais l'espoir de me rendre utile , en profitant moi-même des lumières des docteurs qui la composent.

Je cédai à leurs instances , et mon mémoire fut remis à la Société le 17 janvier dernier.

Elle nomma une commission pour le vérifier, composée de MM. Saint-André, docteur en médecine, et professeur de thérapeutique; Lamothe et Pailhés aîné, pharmaciens.

Leurs expériences ont justifié celles qui m'étaient propres, mes observations et les modifications essentielles que j'apporte au procédé ordinaire. Le rapport en a été fait et adopté : ce qui, d'après la demande des commissaires et les règlemens de cette Société, me fit admettre à la candidature. J'étais sans concurrent.

Depuis on m'a refusé le titre de sociétaire.

Je le dis, et je le publie sans m'en plaindre, et afin que la haine, toujours si active, ne puisse me nuire, je donne mon travail au Public, auquel il était destiné.

Je remercie mes amis de l'intérêt qu'ils m'ont porté en cette occasion; mais je ne puis taire qu'un homme, puissant dans cette Société, en possession depuis vingt ans, à tort ou à raison, de faire tout céder à sa parole, énivré des éloges qu'on n'a cessé de prodiguer à ses obscurs et vains travaux scientifiques, n'a pu me pardonner d'avoir prouvé qu'il avait eu tort, en soutenant une absurdité qui blessait les principes, et contrariait les expériences les mieux constatées ; absurdité dont je conviens, de bonne foi, que je n'aurais pas dû m'occuper. *Quisquis ille, qualiscumque sileatur; quem insignire, exempli non nihil, non insignire, humanitatis plurimùm refert.*

———

OBSERVATIONS

OBSERVATIONS RAISONNÉES

SUR

LES DIVERS PROCÉDÉS

EMPLOYÉS A L'EXTRACTION

DU

SULFATE DE QUININE,

ET

NOUVEAU PROCÉDÉ POUR L'OBTENIR.

L<small>A</small> chimie est une science de faits, c'est par excellence
la science expérimentale ; c'est assez dire que la science
ne peut être séparée de la pratique, qui n'est autre chose
qu'une expérience continuelle. Aussi a-t-on justement
apprécié les observations-pratiques, quand même elles
n'ont eu pour objet que de rendre plus courte , ou plus
sûre , ou moins dispendieuse, la route qui conduit au but
indiqué.

Ces sortes de travaux sont plus obscurs et moins glo-
rieux, sans doute , que les recherches originales ; mais
ils sont toujours utiles au public , et profitables aux praticiens laborieux. Ils s'élèvent quelquefois à côté de la
science elle-même , dont ils facilitent les progrès ; et si ,

dans cette circonstance, nous ne sommes pas assez heureux pour servir celle-ci, nous croyons être utile aux autres.

Il s'agit ici du sulfate de quinine, substance héroïque et précieuse, qui est considérée comme le fébrifuge par excellence, dont on ne saurait assez étudier la nature et perfectionner les procédés à l'aide desquels on doit l'obtenir dans toute sa pureté, dans toute sa bienfaisante énergie, et c'est assez, je pense, pour rendre attentifs le lecteur, le savant et le praticien.

La quinine et la cinchonine ont été caractérisées d'une main sûre par MM. Pelletier et Caventou, qui ont si heureusement et si profondément étudié les quinquinas; et si, à cet égard, il s'est élevé quelques dissentions entre eux et Robiquet, le temps seul, et de nouvelles études sur l'écorce du Pérou pourront les dissiper, et concilier les opinions diverses, qui, d'ailleurs, n'attaquent point l'efficacité de l'alcali végétal qui est renfermé dans le quinquina.

Sans doute tout n'est pas fini sur les quinquinas; des travaux célèbres avaient précédé ceux de MM. Pelletier et Caventou. Récemment encore, M. Pelletier vient de constater une des propriétés caractéristiques de la quinine, en prouvant, par l'expérience, qu'elle est cristallisable, ce que l'on n'avait point obtenu jusqu'à ces derniers temps. La science est en progrès, le zèle est ardent, et tout présage de nouveaux et d'heureux succès aux hommes laborieux qui suivront la carrière jusqu'au bout. Quant à nous, que d'autres soins occupent, nous allons tenter de payer notre tribut, en faisant connaître quelques faits, auxquels nous n'attachons de l'importance que parce qu'ils seront utiles au public et à la pharmacie.

Le quinquina est par lui-même un remède fort cher ; le pauvre en use difficilement ou imparfaitement, parce qu'il ne peut pas le payer, ou en acheter la quantité nécessaire.

Le sulfate de quinine est un remède très-cher, puisque de grandes quantités d'écorce en produisent peu, et qu'il faut ajouter au prix la dépense, le temps et le travail qu'il faut employer pour l'obtenir.

Les procédés dont on doit se servir pour l'obtention du sulfate de quinine, et les précautions dont on doit user, soit pour réussir dans l'opération, soit pour ne pas éprouver des pertes, soit pour se procurer un produit parfait, sont d'une difficulté qui les met hors de la portée du simple praticien. On pourrait en citer qui ont échoué dans cette recherche, et presque tous y ont renoncé, en publiant leurs mécomptes et les imperfections de leur produit. Ceux dont l'ignorance est plus profonde, vont jusqu'à dire que le vrai procédé est encore inconnu, et que l'inventeur seul le possède, blessant par-là le noble désintéressement du chimiste savant et laborieux qui a fait un si beau présent à l'humanité.

Pour éviter tant de soins et tant d'inconvéniens, ils achètent du sulfate de quinine dans le commerce ; on l'y trouve, mais on l'y trouve souvent sophistiqué et mélangé au sulfate de chaux, auquel on peut donner les apparences trompeuses du sulfate de quinine le plus parfait ; ou l'y trouve, mais à un prix excessif. Les bénéfices du commerce devant être ajoutés au prix réel du médicament, alors le pharmacien , ni le médecin , ni le malade, ou le public , ne sont plus sûrs, ni du remède , ni de son efficacité ; que de maux à la fois d'un pareil état de choses !

Je connais des médecins qui , ne l'ignorant pas , n'ordonnent le sulfate de quinine qu'avec des précautions spéciales ; qui n'oseraient pas l'administrer autrement, et qui, faute de pouvoir les prendre , sont souvent obligés de condamner leurs malades à avaler encore l'écorce repoussante et nauséabonde du quinquina , plutôt que de les exposer à prendre un remède sur l'efficacité duquel ils ne peuvent pas consciencieusement compter.

Depuis la découverte de la quinine , et la publication des procédés de Pelletier et de Henry fils , je compose son sulfate dans mon laboratoire ; je l'ai toujours fait avec une profonde application et une minutieuse attention , et je me suis convaincu que ce n'est qu'en opérant ainsi que l'on peut se promettre d'arriver à des résultats égaux à ceux que l'on obtient dans les laboratoires de la capitale.

Le prix du quinquina étant le même, les quantités de sulfate de quinine égales , on peut avoir en province le prix égal à celui de Paris ; on gagne donc , pour soi, les bénéfices du commerce , et le public les gagne aussi.

Outre cet avantage , qui met le sulfate de quinine à portée de beaucoup plus de monde , on gagne tout en sécurité médicale, car on ne craint plus la sophistication. J'ai pensé, dès lors , qu'en publiant quelques améliorations que j'ai faites, avec le plus grand succès , aux procédés déjà connus, qui rendent l'opération plus sûre, plus facile , plus à portée même des plus simples praticiens, j'aurai rendu, ou du moins tenté de rendre, quelques services au public, à l'art et à la pharmacie.

Pour obtenir le sulfate de quinine, on connaît deux procédés principaux, celui de MM. Pelletier et Caventou, et celui de Henry fils.

Le premier consiste à traiter à chaud l'extrait alcoholique du quinquina par de l'eau aiguisée d'acide hydrochlorique, à faire bouillir ensuite, pendant quelques instans, la liqueur avec un excès de magnésie décarbonatée, jusqu'à ce qu'elle soit parfaitement décolorée, à recueillir sur un filtre le dépôt formé et refroidi, à le laver avec de l'eau froide, et enfin, lorsqu'il est sec, à le mettre, à trois ou quatre reprises différentes, en digestion dans de l'alcohol à trente-six degrés. Par l'évaporation de l'alcohol, on retire la quinine, ou la cinchonine, que l'on combine ensuite avec l'acide sulfurique.

A peine fut-il connu, qu'il fut répété, par plusieurs pharmaciens, avec des succès différens. Robiquet ne l'obtenait jamais tel qu'il avait été décrit, mais bien en prismes solides, transparens, de forme quadrangulaire, applatis, bien terminés et solubles, même à froid; tandis que Pelletier et Caventou, en nous faisant connaître ce sel, annonçaient qu'il cristallisait sous forme d'aiguilles, ou de lames très-étroites, allongées, nacrées et légèrement flexibles, ressemblant à de l'amiante, peu soluble d'ailleurs dans l'eau froide, si ce n'est avec excès d'acide; plus soluble à chaud, et cristallisable par le refroidissement.

Tant de différence donna l'idée à Robiquet de soumettre les deux produits à une analyse comparative, qu'il publia, et qui mérite d'être étudiée par la profondeur des vues qu'elle recèle.

M. Henry fils n'obtenait pas des résultats satisfaisans; il fut amené à penser que la quinine pouvait exister dans les écorces du quinquina en plus grande quantité que celle qu'il obtenait par le procédé connu.

Il expérimentà, et ses essais furent couronnés d'un plein succès ; il retira une plus forte quantité de principe fébrifuge, et son procédé fut proclamé par Pelletier lui-même, comme plus avantageux sous le point de vue de l'économie du temps, de l'emploi de l'alcohol et de la magnésie : il a été généralement adopté.

Procédé de M. HENRY Fils.

Ce procédé consiste, « à prendre deux livres de quin-
» quina jaune (cinchona cordifolia) dit royal ; on le fait
» bouillir, pendant une demi-heure, dans huit kilogram-
» mes d'eau, rendue acide par cinquante grammes d'acide
» sulfurique ; on passe ensuite cette décoction à travers
» une toile, et l'on soumet le résidu à une seconde et
» même à une troisième ébullition, si on le juge conve-
» nable, en employant les mêmes quantités d'eau et
» d'acide.

» Lorsque les décoctions réunies sont refroidies, on
» y projette, par petites portions, de la chaux vive en
» poudre, ayant soin d'agiter sans cesse pour favoriser
» l'action de cette base sur la liqueur acide. Au bout de

» quelques instans, et lorsque la décoction est devenue
» légèrement alcaline ; on voit celle-ci, de jaune rou-
» geâtre qu'elle était, passer au gris foncé, et un précipité
» flocouneux, d'un gris rougeâtre, se former aussitôt ;
» c'est alors qu'il faut cesser d'ajouter de la chaux. Quand
» le dépôt est bien formé, on le verse sur une toile, et
» on le laisse égoutter, après l'avoir lavé avec une petite
» quantité d'eau froide.

» Les eaux du lavage, qui contiennent encore de la
» quinine, doivent être d'abord rendues légèrement aci-
» des, afin que l'excès de chaux ne réagisse pas à l'aide
» de la chaleur sur la base végétale alcaline ; puis éva-
» porées aux deux tiers de leur volume, et décomposées
» par un petit excès de chaux, comme les décoctions
» dont nous avons parlé plus haut. On lave, on fait
» égoutter le nouveau précipité, et on le réunit au
» premier obtenu. Quand le tout est convenablement
» privé d'eau, on le met en digestion pendant quelques
» heures, à la chaleur de soixante degrés environ, dans
» de l'alcohol à trente-six degrés, et l'on réitère les diges-
» tions tant que les liqueurs alcoholiques ont une amer-
» tume assez prononcée : on filtre et on distille au bain-
» marie pour retirer les trois quarts de l'alcohol employé.
» Après cette opération, il reste dans le vase la matière
» brune visqueuse dont il a été question ci-dessus, et
» celle-ci est surnagée par une liqueur louche, très-
» alcaline et amère. Cette liqueur contient de la quinine,
» de la chaux, et un peu de matière grasse ; on la sépare
» de l'autre produit pour la traiter séparément de la
» manière suivante :

» D'abord on y ajoute assez d'acide sulfurique pour
» la rendre neutre, et saturer la chaux, ainsi que la
» quinine. Dans cet état, on l'évapore jusqu'au deux
» tiers ou à la moitié de son volume, et on y projette
» alors un peu de charbon animal. Après quelques ins-
» tans d'ébullition, on la filtre promptement, et bientôt
» elle cristallise.

» Quant à la matière brune visqueuse, restée dans le
» bain-marie, on la fait bouillir légèrement avec de
» l'eau très-faiblement aiguisée d'acide sulfurique; elle
» se transforme presque toute entière en sulfate blanc
» et soyeux. Ce sulfate, séparé des eaux-mères, doit
» être séché entre deux feuilles de papier Joseph, à une
» température de 25 à 30 degrés.

» Les eaux-mères, évaporées et décolorées au moyen
» du charbon animal, fournissent aussi des cristaux.

» Il y a plusieurs précautions à prendre pour bien
» réussir dans cette préparation ;

» 1.º Il faut avoir soin que les liqueurs soient par-
» faitement neutres, pour que la cristallisation s'opère
» avec facilité ;

» 2.º Qu'elles soient bien décolorées, et pour arriver
» à ce but le charbon animal a paru très-avantageux ;

» 3.º Il est bon d'éprouver toujours, sur la fin de
» l'opération, si le sulfate est avec excès d'acide ou de
» base pour le rendre neutre, soit en y ajoutant un peu
» de carbonate de chaux, soit en y versant quelques
» gouttes d'acide ;

» 4.º Enfin, on ne doit cesser de traiter la matière

» brune par l'eau acidulée, que lorsque celle-ci n'ac-
» quiert plus sensiblement d'amertume. »

Tel est ce procédé ; et nous savons qu'à l'étranger il a été modifié, sans avantage, par quelques praticiens. Il est incontestablement supérieur à tous ceux connus jusqu'à ce jour ; mais en l'appliquant journellement, nous y avons fait quelques modifications essentielles, que nous croyons utile de faire connaître.

PREMIÈRE MODIFICATION.

Toutes choses égales d'ailleurs, mais agissant sur cinq kilogrammes de quinquina jaune, nous prolongeons et nous multiplions les premières décoctions destinées à épuiser le quinquina ; nous les faisons durer une heure entière, et nous les réitérons jusqu'à sept fois. Alors, seulement, la dernière décoction ne présente presque aucune trace de saveur amère. Trois décoctions d'une demi-heure nous paraissent insuffisantes pour donner des produits entiers, et c'est peut-être à cette cause que doivent être attribués tant de mécomptes, qui ont rebuté les praticiens, et leur ont fait renoncer à se procurer, par eux-mêmes, le sulfate de quinine.

La précaution que nous leur indiquons est très-propre à les rassurer, puisqu'en la mettant en pratique, ils doivent être certains d'avoir enlevé au quinquina tout le principe fébrifuge qu'il contient.

Nous avions cru nous être suffisamment expliqué, en indiquant cette première modification comme une excellente précaution à prendre pour rassurer les praticiens sur les résultats qu'ils cherchent dans là composition du sulfate de quinine ; nous apprenons cependant que, peu attentifs à nos paroles et à notre dessein, on nous accuse de multiplier les opérations que nous voulons simplifier. N'est-ce donc rien que de rassurer l'inexpérience contre les mécomptes qu'ont rencontré ceux qui ont essayé du procédé ordinaire, et qui l'ont pris au pied de la lettre ? M. Magnes-Lahens n'a-t-il pas publié qu'il n'a trouvé que la moitié du produit qu'il aurait dû obtenir, comme nous l'avons déjà observé avec Pelletier. D'autres en ont trouvé moins, tandis que, par notre méthode, le résultat est infaillible, si l'on opère d'ailleurs sur des quinquinas de bonne qualité : c'est là évidemment simplifier l'opération, qui d'ailleurs n'est pas excessivement prolongée ; et ce n'est pas la rendre plus dispendieuse, car l'on doit tenir peu de compte du surplus de combustible que l'on est obligé d'employer dans cette circonstance.

II.e MODIFICATION.

LORSQUE les décoctions sont terminées, c'est-à-dire, lorsque le quinquina est totalement épuisé, au lieu de laisser refroidir les liquides réunis, et de les traiter par la chaux vive, réduite en poudre, ou, comme d'autres l'enseignent de les traiter, par un lait de chaux, *nous les traitons presque bouillans, par la chaux nouvellement délitée et passée au tamis de crin.*

Nous évitons par-là plusieurs inconvéniens qui peuvent survenir, nous évitons des pertes et des altérations infaillibles, et nous obtenons plusieurs avantages que nous allons indiquer.

La chaux vive peut et doit altérer tout ou partie du principe alcalin, que cependant l'on veut recueillir pur et en totalité. Lorsqu'elle est projetée dans le liquide, il est sensible qu'elle n'agit point également sur toute la masse. Son action se fait plus particulièrement remarquer dans les endroits où le liquide est en contact avec elle, dont elle solidifie momentanément une partie, tandis qu'elle peut manquer d'énergie sur les autres parties du liquide, avec lesquels elle n'est point en contact immédiat. Sa plus grande action ainsi concentrée, le calorique, dégagé par ce phénomène, augmente encore l'action de la chaux, et peut désorganiser tout ou partie de l'alcali végétal.

En employant la chaux nouvellement délitée, nous n'avons à craindre, ni la concentration, ni la violence de la chaux vive, parce qu'elle est déjà affaiblie et réduite en poudre assez fine pour être projetée et étendue par petites portions dans le liquide, que l'on a soin d'agiter sans cesse. Nous n'avons donc à craindre ni perte, ni altération quelconques.

Si nous traitons ainsi les décoctions presque bouillantes, ce n'est pas sans motif ; il faut employer beaucoup moins de chaux, parce que son action, aidée de la chaleur, est plus forte et plus directe.

Ce mode est encore préférable à l'emploi du lait de chaux, avec lequel, il est vrai, on n'a point à craindre ni perte, ni altération ; mais avec lequel on augmente la masse du liquide déjà très-considérable; inconvénient grave, dispendieux par les suites de l'opération, et que tous les praticiens savent qu'il faut éviter avec le plus grand soin.

Comme Arnaud de Nancy, nous avons observé qu'en traitant par la chaux nouvellement délitée et réduite en poudre, nous précipitions plus de quinine qu'en employant la chaux vive, en courant tant d'autres risques, et nous avons constaté qu'avec moins de chaux et le refroidissement on précipitait presque toute la quinine que contiennent les décoctions. Le refroidissement doit être complet, parce qu'à cette époque seulement l'on peut se permettre de filtrer pour recueillir le dépôt.

Les eaux-mères retiennent alors si peu de quinine, que nous sommes convaincus, par les essais que nous avons faits, que le prix du combustible employé pour les concentrer, surpasse de beaucoup la valeur du produit que l'on peut en obtenir.

Cependant, ces eaux-mères, ainsi rendues alcalines par la chaux, sont encore amères; on peut les rendre nouvellement acides par l'acide sulfurique, et les chauffer pour les porter seulement au point de l'ébullition.

Aux premières impressions de la chaleur, une quantité assez notable de sulfate de chaux, très-coloré et amer, vient en troubler la transparence. Il se précipite au fond de la bassine; on filtre, on lave la masse restée sur le filtre, et on la réunit à la première déjà obtenue.

Les eaux-mères restantes sont encore un peu amères; on peut les aciduler encore, et plutôt que de les concentrer entièrement pour leur enlever quelques atomes d'alcali cinchonique qu'elles retiennent, on peut les employer avec avantage à épuiser de nouvelles quantités de quinquina neuf.

Nous avons dit alcali cinchonique, parce que nous ne doutons pas que leur amertume ne provienne uniquement de la présence de la cinchonine.

Nous avons eu la patience de faire évaporer d'assez fortes masses de ces liquides, en consistance très-rapprochée, et nous avons eu, après trois mois, la satisfaction d'en retirer quelques cristaux isolés de sulfate de cette base, mais suffisant pour en rendre la présence incontestable.

Ce moyen économise beaucoup de temps, de combustible, et rend tout à la fois l'opération plus sûre, plus facile et moins dégoûtante.

III.e MODIFICATION.

AVANT d'énoncer la plus importante des modifications que nous avons faite dans la pratique, au procédé de M. Henry fils, nous pouvons faire connaître quelques autres observations, qui, quoique moins essentielles, nous ont été fort utiles.

Les décoctions terminées, les liquides réunis, saturés et filtrés, le précipité lavé, il doit être divisé en petites masses et promptement séché dans une étuve : nous employons de préférence le dessèchement au bain-marie; et quand après être réduit en poudre fine, il est mis dans le bain-marie d'un alambic pour y être traité convenablement et à plusieurs reprises par de l'alcohol à 36 degrés, nous avons remarqué que, pour se mettre à

l'abri du moindre trouble ou inconvénient, cette opération devait être conduite de manière à ne jamais déplacer
le résidu du vase dans lequel on l'a placé pour le soumettre aux infusions alcoholiques, et que l'appareil doit
être disposé de manière à ce qu'il ne s'évapore et ne se
perde que le moins possible d'alcohol. On éprouvera
d'ailleurs comme nous que le résidu sera d'autant mieux
épuisé, qu'on aura employé à cette opération une plus
grande quantité d'alcohol. Chaque infusion terminée, le
repos, le refroidissement et la décantation des liquides
faite avec la plus minutieuse précaution, suffisent pour
atteindre ce but.

Les liquides ainsi chargés de toute la quinine sont
versés dans le bain-marie d'un alambic ; on doit en
retirer l'alcohol par la distillation. Nous le retirons en totalité, contre les prescriptions ordinaires, qui enseignent
de n'en retirer que les trois quarts.

Il ne nous reste plus alors qu'une très-petite quantité
de liquide, qui surnage la matière visqueuse de laquelle
nous ne le séparons qu'après le plus parfait refroidissement.

Ce liquide est louche, et par le repos il arrive à une
parfaite transparence, d'une couleur rouge-jaunâtre,
qu'il n'acquiert qu'en abandonnant, sur la matière visqueuse, une grande partie de la quinine qu'il contient.

Il reste donc très-peu de liquide, qu'au lieu de traiter
à part, comme on le fait par le procédé ordinaire, nous
mêlons ensuite aux eaux-mères.

Ce mode est infiniment plus économique sous tous les
rapports.

IV.e MODIFICATION.

APRÈS la distillation, il ne nous reste plus que la matière visqueuse, et si l'on suivait exactement le procédé ordinaire, cette matière serait encore surnagée par le quart de l'alcohol employé : nous en sommes avantageusement débarrassés.

Ordinairement on la traite, à plusieurs reprises, par de l'eau légèrement acidulée par l'acide sulfurique, que l'on fait bouillir faiblement sur la matière, pour en retirer toute la quinine.

Cette opération est la plus importante, et c'est sur elle que portent essentiellement nos observations et nos · modifications.

En traitant ainsi la matière visqueuse, on parvient, à la longue, à épuiser la masse, et à saisir toute la quinine qu'elle contient ; mais l'opération languit, la dissolution et la combinaison de l'alcali végétal avec l'acide sulfurique ne se font que lentement et peu à peu ; la quantité d'eau que l'on est obligé d'employer occasionne une concentration qu'on ne peut éviter, et qui, comme on le sait, au feu trop long-temps soutenu, colore le liquide, et par suite le produit. Les quantités d'acide sulfurique employées nous ont paru insuffisantes, et celles de l'eau trop considérables, par suite des nouvelles cohobations de ce liquide ; les diverses filtrations que l'on est obligé de faire font éprouver nécessairement une perte.

Dans la suite, on exige rigoureusement que la com-

binaison soit tenue constamment à l'état neutre, c'est-
à-dire, quelle ne soit ni acide, ni alcaline : on indique
le mode que l'on doit employer pour la maintenir ainsi.
On est obligé de saturer, tantôt par le carbonate de
chaux, quand la liqueur concentrée est acide, et tantôt
d'aciduler, par l'addition de quelques gouttes d'acide,
quand elle est alcaline. Enfin, on décolore par le charbon
animal.

Les divers tatonnemens auxquels on est obligé de se
livrer pour arriver juste au point de saturation, de dé-
coloration et de concentration ; l'activité avec laquelle
la filtration doit être opérée, présentent des inconvéniens
et des difficultés qui placent cette opération hors de la
portée de la plupart des praticiens, au détriment du
public et à leur grand préjudice. Une portion du sulfate
de quinine reste en partie sur le filtre, mélangé avec le
sulfate de chaux et le charbon animal ; mélange qu'on
est obligé de traiter de nouveau par l'alcohol, ou par
de l'eau aiguisée par l'acide sulfurique, pour en séparer
et recueillir enfin la quantité de sel précipité.

Nous avons en outre observé que l'eau faiblement
acidulée, que l'on faisait agir sur la masse visqueuse,
dissolvait une portion de la matière grasse, et faisait
apparaître une huile jaune-rougeâtre, de saveur amère
et aromatique.

Ces matières solubles à chaud, dans l'eau faiblement
acidulée, contrarient singulièrement la cristallisation,
en se précipitant à froid dans un liquide neutre, en
même - temps qu'elles colorent et rendent le produit
impur.

Ceux

Ceux qui ont suivi ce procédé, pour obtenir le sulfate de quinine, savent très-bien que le produit n'est pas très-blanc, et qu'ils sont obligés, pour lui donner la blancheur éclatante, qui est un signe de sa pureté, de lui faire subir des purifications réitérées ; il sont forcés très-souvent de les porter jusqu'à trois, et même à quatre. Dans tous les cas, ces purifications sont très-désagréables. La perte d'une partie du produit est inévitable par tant et de si nombreuses opérations, surtout lorsqu'on agit sur de petites quantités. Le résultat est presque nul, quand on le compare à celui que l'on devait obtenir, et au prix auquel on le livre au commerce dans les laboratoires de Paris où on le prépare en grand.

De là le dégoût du praticien, que l'insuccès décourage ; il renonce à préparer par lui-même un aussi précieux médicament, et de là aussi le haut prix du remède et tous les maux qui s'ensuivent, au nombre desquels on peut compter, au premier rang, la crainte de la sophistication.

Nous désirions ardemment de trouver un moyen propre à éviter tous ces inconvéniens ; un moyen simple, prompt et sûr d'arriver au but, un procédé plus analytique pour traiter la matière visqueuse. En nous appliquant, nous avons obtenu un heureux résultat.

Quelques réflexions ont désormais conduit nos travaux.

Nous avons rappelé que le sulfate de quinine est tenu en solution concentrée et bouillante par un léger excès d'acide sulfurique, sans qu'il éprouve, par l'action de cet acide, ni changement d'état, ni transformation en

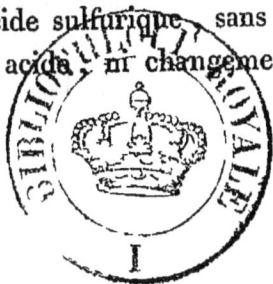

2

sur-sel , et qu'en cet état il cristallise très-bien par l'effet
du refroidissement.

D'un autre côté , nous avons reconnu qu'un excès
d'acide retient en solution , à froid, dans les eaux-mères,
soit le peu de matière grasse qui s'y trouve , soit la matière huileuse amère.

Enfin , que le charbon animal , tel qu'il se trouve dans
le commerce , est très-propre à saturer et décolorer les
liquides , à la fois et simultanément , à cause de sa propriété décolorante et du carbonate de chaux qu'il contient.

Nous dûmes penser que, pour réussir , il ne s'agissait
plus que de déterminer rigoureusement quelles étaient
les quantités d'eau , d'acide sulfurique et de quinine,
nécessaires pour produire une solution acide , concentrée
et cristallisable par le refroidissement , sans permettre
néanmoins , ni à la matière grasse, ni à l'huile amère , de
se séparer des eaux-mères après leur complet refroidissement.

Nous nous livrâmes donc à des essais qui devaient
résoudre ce problème , et nous constatâmes qu'un litre
et demi d'eau acidulée tient en solution parfaite une once
de sulfate de quinine. Nous fûmes dès lors assurés d'obtenir facilement , et à la première cristallisation , toute
la quinine contenue dans la masse visqueuse , à l'état de
sulfate très-pur , très-beau , très-blanc , et tel enfin
qu'il a été décrit par Pelletier et Caventou.

Au lieu donc de traiter la matière visqueuse par l'eau ,
légèrement acidulée par l'acide sulfurique à plusieurs
reprises différentes , et de nous exposer aux lenteurs ,

aux inconvéniens et aux nombreuses filtrations que cette
méthode occasionne, l'on doit placer la matière visqueuse dans une bassine, que l'on chauffe convenablement au bain-marie ; on verse dessus une quantité pro-
portionnée d'alcohol à 36 degrés.

La solution est prompte et complète.

On verse cette solution alcoholique dans de l'eau
fortement acidulée par de l'acide sulfurique, vivement
chauffée au bain-marie ; l'eau et l'acide sulfurique étant
dans les proportions indiquées ci-dessus, le papier teint
avec le tournesol doit en sortir coloré en rouge - cerise
très-foncé.

La combinaison s'opère instantanément, presqu'en totalité, à l'exception de la matière grasse, qui est brune,
peu volumineuse et très-légère, qui en trouble momentanément la transparence ; on filtre, la liqueur passe
claire, le dépôt resté sur le filtre est peu de chose ; on
le lave à froid avec de l'eau faiblement aiguisée ; il est
sans saveur.

C'est ainsi que nous avons opéré avec succès sur la
matière visqueuse, résidu de cinq kilogrammes de quinquina, en employant seulement sept litres et demi d'eau,
fortement acidulée par de l'acide sulfurique, et deux
cent cinquante grammes d'alcohol ; par où l'on voit que
l'on peut déterminer la quantité d'alcohol, comme nous
avons déterminé celle de l'eau et de l'acide employés ; elle
est d'environ une once six gros par kilogramme de
quinquina.

On aurait tort de croire que nous sommes en contradiction avec nous-mêmes, lorsqu'après avoir, contrai-

rement au procédé ordinaire , retiré la totalité de l'alcohol employé dans les premières opérations , nous en
employons de nouvelles ; ce n'est pas sans motifs que
nous agissons ainsi.

Quand , au lieu des trois quarts , nous retirons tout
l'alcohol employé aux premières infusions, nous avons
un double motif.

Le premier, c'est qu'il est apparent que le quart res-
tant de l'alcohol est déjà singulièrement affaibli par
l'extraction des trois quarts enlevés , et qu'il n'a plus
d'action , ou presque pas , sur la matière visqueuse ,
qui, bientôt après , est si promptement dissoute par une
bien moindre quantité. Il ne fait donc qu'augmenter la
masse en pure perte , et embarrasser vainement l'opération.

Le second, c'est que notre mode présente une très-
grande économie d'alcohol , la perte étant nettement
déterminée à environ une once six gros par kilogramme
de quinquina soumis à l'extraction de son principe fébrifuge, ce qui est incomparable avec la perte qu'occasionne
le procédé ordinaire.

On conçoit combien ce mode de dissoudre la matière
visqueuse l'emporte sur celui décrit dans le procédé
ordinaire ; ici tout est prompt et sûr, la solution et la
combinaison s'opèrent instantanément, le produit est à
l'abri de la moindre altération ou impureté ; nous évitons les trop grandes masses de liquide, il n'y a plus ni
nombreuses, ni fatigantes filtrations ; on n'éprouve pas
la moindre perte.

La quantité d'eau, d'acide et d'alcohol est exactement

déterminée, la solution est très-concentrée, et concentrée au point qu'elle est susceptible de cristalliser, malgré
son grand excès d'acide, et que la surface présente un
aspect oléagineux.

Pour arriver à la cristallisation, il reste encore plusieurs opérations à faire, qui sont hérissées de précautions à prendre, et dans lesquelles on peut facilement
échouer.

On exige que les liqueurs soient parfaitement neutres,
et on enseigne comment on doit s'y prendre pour les
éprouver et les neutraliser exactement. Si le sulfate est
avec excès d'acide ou de base, on doit employer ou le
carbonate de chaux, ou y verser quelque goutte d'acide
sulfurique.

Les liqueurs, rigoureusement neutres, sont décolorées
par le charbon animal, préalablement lavé par l'acide
hydroclhorique. On filtre ensuite le liquide, étant bouillant; cette solution laisse déposer le sulfate de quinine
par le refroidissement.

On l'obtient, mais impur et coloré, et on lui fait
ensuite subir plusieurs purifications, jusqu'à ce qu'il ait
acquis une blancheur éclatante.

Jusqu'à ce dernier moment, les liqueurs sont faiblement acidules : il y a donc toujours lieu à saturation
par le carbonate de chaux ; et comme on ne peut pas
se promettre de n'employer juste que la quantité de
carbonate de chaux qu'il faut pour les neutraliser exactement, il y a lieu à un tâtonnement minutieux et inévitable, qui tantôt nécessite l'emploi du carbonate de
chaux, et tantôt l'addition de quelques gouttes d'acide.

Nous avons remarqué que le point de neutralité des liquides, si rigoureusement exigé, était très-difficile à saisir, et qu'un praticien, peu habitué à des travaux de cette importance, devait employer à cette opération beaucoup plus de carbonate de chaux qu'il n'est nécessaire. Ainsi, par ce procédé, le liquide qui contient le sulfate de quinine est mélangé en excès de sulfate de chaux ; matière étrangère au médicament, matière qui entraîne, en se précipitant, une portion du sulfate de quinine, avec lequel on peut si facilement le mélanger ; sorte de sophistication, avec laquelle on trouve souvent ce sulfate dans le commerce, soit que cela provienne d'une composition vicieuse, ou d'une fraude coupable, comme cela a toujours été remarqué par tous ceux qui ont écrit sur le sulfate de quinine.

Ainsi, par ce procédé, un praticien mal-habile ne peut guère se promettre d'obtenir du sulfate de quinine, très-pur et parfait, tel en un mot qu'il doit être pour agir avec efficacité. Nous pourrions citer des exemples d'un pareil mécompte, et trouver des sulfates de quinine, qui sont mélangés avec une grande quantité de sulfate de chaux, quoiqu'ils aient été faits avec précaution et selon le procédé ordinaire, si nous ne craignions de porter préjudice à ceux-là même qui l'ont composé.

Si, pour porter les liqueurs à l'état neutre, on tombe dans un grand inconvénient, auquel on ne peut remédier qu'à l'aide de nombreuses purifications subséquentes, dont le moindre effet est d'occasionner des pertes, l'état neutre des liquides nous semble plus particulièrement nuire au succès de l'opération.

C'est ce que paraît avoir imparfaitement aperçu M. Guerette, pharmacien principal d'armée, page 4 de son mémoire sur le sulfate de quinine retiré des quinquinas épuisés par les décoctions.

Dans cet état, la liqueur filtrée laisse déposer, par l'effet du refroidissement, le sulfate de quinine, mais en même temps elle abandonne une matière grasse, très-amère, qui colore le produit ; matière que nous croyons être de nature huileuse, dont on débarrasse ensuite très-difficilement le sel obtenu. C'est la cause principale qui fait que, par ce procédé, on n'obtient jamais le sulfate de quinine très-blanc à la première cristallisation. De-là des purifications plus ou moins nombreuses, et des pertes en tout genre.

Pour éviter tous ces inconvéniens, et les tâtonnemens, et la présence du sulfate de chaux dans les liquides en si grande masse, et la coloration du produit, et les purifications, et les pertes qui s'ensuivent ; et pour obtenir le sulfate de quinine très-pur, très-beau, d'une blancheur éclatante, et comparable à tout ce que produisent de plus parfait les laboratoires de la capitale, et à la première cristallisation, nous avons adopté un procédé qui est en contradiction directe avec celui si généralement mis en pratique.

Au lieu de neutraliser rigoureusement les liqueurs, nous les tenons constamment fortement acides, et nous décolorons et saturons suffisamment, avec le charbon animal, tel qu'on le trouve dans le commerce. Nous filtrons, et bientôt nous obtenons tout le sulfate de quinine que contient la matière visqueuse, dans toute la pureté et la blancheur dont il est susceptible.

M. Guerette, à l'application, au zèle pour le bien public, et aux talens duquel nous nous plaisons de rendre hommage, quoique nous nous soyons trouvés en contradiction avec lui sur des points essentiels, nous semble avoir aperçu ce fait, mais imparfaitement, comme nous l'avons déjà dit.

En effet, il nous apprit qu'en opérant sur la matière visqueuse, résidu de quinquinas déjà épuisés (mais épuisés, sans doute, par de légères décoctions), il obtint des cristaux de sulfate de quinine très-blanc à la première cristallisation; tandis qu'en opérant aussi sur la même matière, résidu de quinquina vierge, sur laquelle il faisait des expériences comparatives, il n'obtenait le sulfate de quinine très-blanc, qu'après de nombreuses purifications; car, tantôt il l'obtenait couleur nankin, tantôt il dit qu'à la troisième dépuration il n'était pas encore très-blanc.

Le résultat et le succès constans et répétés à diverses fois que nous obtenons, en laissant les liquides fortement acides quand nous opérons sur le quinquina neuf, nous prouvent que M. Guerette, faisant reposer toute son attention sur un autre objet, ne fit qu'apercevoir imparfaitement un moyen qui devait lui donner le plus beau résultat sur le quinquina vierge, et nous sommes portés à croire que ces liqueurs, dont il n'a déterminé ni indiqué le degré d'acidité, devaient plus se rapprocher de l'état neutre, tant recommandé par Henry fils, que du nôtre, qui exige qu'elles soient constamment fortement acides : ce qui est confirmé par des motifs puisés dans

la nature des choses, et sur l'expérience qui, en chimie,
les supplée tous, quels qu'ils soient.

Quant à nous, qui en avons fait l'objet spécial de nos
méditations, et qui l'avons adopté dans la pratique, nous
dirons que notre méthode repose sur deux faits essentiels,
comme nous l'avons déjà dit.

Le premier, que le sulfate de quinine reste en solution
dans les liqueurs, acides par l'acide sulfurique, bouillantes et concentrées, sans que cela nuise ni à son état, ni
à la cristallisation.

Le second, sur la propriété qu'a l'excès d'acide de
retenir en solution, même à froid, soit la matière grasse,
soit la matière huileuse amère.

Le charbon animal, tel qu'on le trouve dans le commerce, en masses assez dures, contenant du carbonate
de chaux, quoique en petite quantité, nous sert à saturer
et à décolorer tout à la fois et simultanément, réduisant
ainsi plusieurs opérations en une seule, en observant
de ne pousser la saturation que jusqu'au point où le
papier de tournesol prend la couleur lie de vin clair,
et par conséquent au point où les liqueurs, bien loin
d'être neutres, sont encore avec excès d'acide.

La cristallisation s'opère facilement et parfaitement
par le seul refroidissement, avec cet avantage que les
cristaux de sulfate de quinine qui se forment, sont très-
purs et très-blancs, parce que, d'un côté, ils ne peuvent
être mélangés avec le sulfate de chaux qui se trouvait
dans le liquide en très-petite quantité, et qui a dû nécessairement rester sur le filtre. La liqueur se trouvant alors
fortement saturée de sulfate de quinine, on n'a point

à craindre que l'excès d'acide retienne de ce sel en solution ; et parce que, de l'autre côté, ils ne peuvent être altérés, ni souillés par le peu de matière grasse, ni par l'huile amère, que l'excès d'acide retient en solution, même à froid.

C'est ainsi que nous obtenons le sulfate de quinine à la première cristallisation.

Mais, pour mieux nous faire comprendre de tout le monde, et mettre le procédé à la portée du praticien le moins expérimenté, nous allons rapporter notre propre exemple.

Nous opérions sur cinq kilogrammes de quinquina jaune ; nous n'avions par conséquent que sept litres et demi de liquide, fortement acidulé par l'acide sulfurique, chargé de toute la quinine contenue dans la masse que nous avions épuisée.

Nous divisâmes le liquide en trois portions égales, parce que nous pensons qu'il est bien de ne saturer et décolorer à la fois plus d'une once à une once et demie de sulfate de quinine. Nous présumions dans la masse liquide 160 grammes de sulfate de quinine, en calculant selon la supputation ordinaire, ce qui s'est ensuite parfaitement vérifié.

Après nous être assurés qu'au lieu d'être à l'état neutre le liquide était fortement acide, au point que le papier de tournesol prenait la couleur rouge-cerise foncé, nous avons versé une portion du liquide dans une bassine, que nous avons placée sur un fourneau, et exposée à un feu vif, capable de porter promptement le liquide à l'ébullition.

Au moment où il approche de l'état bouillant, on y projette, par petites portions, le charbon animal, précédemment réduit en poudre et exposé à l'air libre pendant quelques instans, comme nous l'avons observé autrefois.

Les diverses projections ne doivent avoir lieu qu'après que le bouillonement, causé à chacune d'elles dans le liquide par le dégagement de l'acide carbonique, ait entièrement cessé, et qu'on a pris le ton d'acidité du liquide ; car, à chaque légère projection, la nuance de papier tournesol s'affaiblit ; et lorsqu'à la dernière projection, il ne présente qu'une légère teinte lie de vin clair, on suspend toute addition. Le liquide est à la fois décoloré et suffisamment saturé ; on filtre promptement au papier gris ; la liqueur bouillante passe claire ; elle est sans couleur, légèrement acide ; elle fournit, à mesure qu'elle refroidit, des masses de cristaux de sulfate de quinine très-beaux, et qui n'ont besoin d'aucune purification pour être employés à l'usage médical.

Cette expérience, que nous avons souvent réitérée avec le même succès, prouve un fait bien important ; car si, comme nous l'avons constaté, la cristallisation du sulfate de quinine s'effectue, quoique les liqueurs qui le tiennent en solution à chaud soient avec excès d'acide sulfurique, il l'est également qu'en solution alcoholique concentrée, la quinine ne se combine jamais qu'avec la quantité d'acide sulfurique absolument nécessaire pour la faire passer à l'état de sulfate, quelque grand que soit d'ailleurs l'excès d'acide.

Il est en effet sensible que si le sulfate qui se forme

était acide, la cristallisation ne pourrait s'opérer dans une liqueur acide au point de tenir en solution un sur-sulfate déjà soluble par lui-même. On le cristalliserait par la simple concentration ; mais, au lieu d'obtenir les cristaux décrits par Pelletier et Caventou, on n'obtiendrait plus que ceux quadrangulaires, obtenus autrefois par Robiquet. C'est du moins par ce moyen que nous avons obtenu directement du sur-sulfate de quinine, lorsque, par des travaux antécédens, nous cherchions le quinate acide de quinine dans les extraits et les décoctions dont le quinquina est la base : voici comment nous opérions alors.

Sur l'extrait aqueux de quinquina, nous faisions bouillir, à trois ou quatre reprises différentes, de l'eau faiblement aiguisée par l'acide sulfurique ; nous filtrions et nous faisions concentrer les liqueurs, au bain-marie, jusqu'à consistance sirupeuse, mais surtout jusqu'à ce que la surface se recouvrait d'une assez forte pellicule. Il se formait dans la masse, par le repos et le refroidissement, un nombre considérable de cristaux prismatiques, solides, transparens, ayant une forme quadrangulaire, applatis, bien terminés, et en tout conformes au sulfate acide de quinine obtenu jadis par Robiquet.

Les deux autres tiers des liquides traités par la même méthode ont donné les mêmes résultats.

Suivons l'opération jusqu'à la fin ; ce ne sera pas sans utilité.

Trois heures après que les liquides ont été filtrés, on doit séparer les eaux-mères, les réunir et les aban-donner dans un vase à part, où, du soir au lendemain, elles fournissent encore de nouveaux cristaux aussi purs que les premiers.

Lorsque l'on s'apercoit que les eaux-mères ainsi abandonnées ne cristallisent plus, on les décante, on les met dans une bassine, on augmente leur acidité, on les concentre au bain-marie ; et lorsqu'elles sont réduites au tiers de leur volume, on les porte au degré d'ébullition, en les mettant à feu nud. On les sature, on les décolore en même temps par le charbon animal, comme nous l'avons indiqué plus haut ; on filtre et on les laisse cristalliser.

Les eaux-mères, séparées des cristaux de sulfate de quinine qui se sont formés, sont ensuite mêlées à la petite portion du liquide jaune-rougeâtre qui surnageait, dans le bain-marie, la matière visqueuse, afin de ne rien perdre ; et on traite le tout comme nous avons fait pour les grandes masses de sulfate de quinine.

Les cristaux de sulfate de quinine doivent être lavés à l'eau froide, à plusieurs reprises ; mis entre deux feuilles de papier gris, et séchés à l'étuve, comme est prescrit par le procédé de M. Henry fils.

Il est inutile d'observer qu'il peut être bon de traiter par l'eau acidulée le charbon animal qui a servi pendant l'opération ; on doit en retirer toujours quelques cristaux de sulfate de quinine.

Observons qu'il arrive une époque où les eaux-mères, quoique très-amères, refusent de cristalliser ; la surface se recouvre alors d'une huile épaisse, qui mérite d'être étudiée.

Cette huile, qui tantôt se rapproche et tantôt s'éloigne

des caractères indiqués, soit par Laubert, soit par Pelletier et Caventou, est rougeâtre, épaisse, d'une saveur amère et aromatique, et tache le papier à la manière des huiles.

Elle est insoluble dans l'eau, soluble dans l'eau faible-ment acidulée; et cette solution concentrée au bain-marie donne une demi-gelée d'une belle couleur oronge.

Elle est très-soluble dans l'alcohol; mais l'éther ne la dissout point, il ne fait que la liquéfier.

La magnésie, l'alumine et la chaux sont sans action sur elle.

Cette matière une fois connue finira sans doute tous les travaux chimiques sur les quinquinas; elle servira peut-être à résoudre les savantes questions consignées dans le mémoire de Robiquet.

On a beaucoup écrit, dans ces derniers temps, sur le sulfate de quinine; cela devait être ainsi. Mais quelques-uns l'ont fait avec une légèreté qui doit les faire lire avec méfiance; nous nous en sommes aperçus, et pour mériter la confiance des gens instruits, nous nous sommes appli-qué à n'avancer que des faits établis sur des principes incontestables, confirmés surtout par l'expérience et par l'application journalière que nous en faisons avec un succès constant.

Nous n'avons eu d'autre but, en publiant cet écrit, que d'être utile au public et à la pharmacie; nous serons heureux si nous l'avons atteint, en rendant facile et sûre la préparation d'un remède aussi héroïque que le sulfate de quinine.

Tel était le fruit de notre travail, que nous aurions publié depuis long-temps, s'il n'avait pas été remis à la Société de médecine de Toulouse ; il aurait uniquement subi l'approbation ou la censure des chimistes et des gens de l'art ; nous aurions provoqué l'examen des hommes instruits. En chimie, tout est positif, parce que tout repose sur des faits, que l'on doit certainement reproduire en suivant la méthode indiquée. Nous pouvions espérer assez promptement la confirmation de nos travaux et de nos observations, que nous croyons utiles et dignes d'occuper les hommes laborieux et amis des sciences et du bien public ; mais la commission nommée par la Société de médecine, composée d'un professeur et de deux pharmaciens, aussi instruits que distingués, nous fournit une approbation trop honorable pour négliger de la faire connaître. Nommée pour vérifier nos expériences, elle en a fait un rapport, que nous avons pu nous procurer, non sans difficulté, à cause de la résolution qui la suivit de si près, et que nous avons déjà annoncée.

A une analyse exacte de notre mémoire, succède le détail de l'expérience faite : toutes nos modifications ont été examinées et suivies avec soin ; elles se sont toutes vérifiées. Nous nous contenterons d'extraire ce qu'ils ont dit au sujet de la plus importante des modifications que nous apportons au procédé ordinaire ; il serait trop long, et peut-être inutile d'en dire davantage.

EXTRAIT du Rapport fait à la Société de Médecine de Toulouse, le 15 février 1826.

—————

IV.e MODIFICATION.

« Tout étant disposé pour le traitement de la matière
» visqueuse, d'après le procédé proposé, nous avons eu
» la satisfaction de voir qu'une très - petite quantité
» d'alcohol, à 36 degrés, a suffi pour dissoudre la ma-
» tière visqueuse, qui s'est ensuite bien dissoute égale-
» ment dans un litre et demi d'eau, fortement acide,
» et élevée à la température de l'ébullition. La précipi-
» tation et la séparation par le filtre de la matière grasse
» ou résineuse se sont effectuées avec facilité et prompti-
» tude; traitée ensuite par des proportions convenables
» de charbon animal, pour arriver à la nuance de papier
» réactif exigée par l'auteur, la liqueur a été filtrée
» bouillante, et nous avons eu la satisfaction de voir,
» après le refroidissement, se former dans le liquide des
» masses de cristaux soyeux, d'une blancheur parfaite,
» qui ont été lavés très-légèrement à l'eau froide. Égout-
» tés et séchés, ils ont été pesés. »

MM. les commissaires finissent leur rapport, en disant
« que si le sulfate de quinine que nous avons obtenu
» rivalise avec celui de Pelletier, sous le rapport de la
» pureté, comme il rivalise avec le même produit chi-
» mique pour la beauté, l'auteur a bien certainement
» rempli notre attente. La commission demeure persua-
» dée

» dée que M. Bernadet mérite d'être inscrit sur la liste
» des candidats résidens. C'est à quoi elle conclut.

» Délibéré par la commission , à Toulouse , le 14
» février 1826. »

Ce rapport a été signé par MM. Lamothe et Pailhés
aîné, pharmaciens , et par M. Saint-André , docteur-
médecin , et professeur de thérapeutique à l'école de
Toulouse , rapporteur.

———————

Je dois dire , en finissant , que les commissaires se
sont livrés ensuite à des expériences propres à constater
la pureté matérielle du sulfate de quinine obtenu par
notre procédé.

Partant de ce fait, que la quinine vendue sous le cachet
de Pelletier contient un sixième de chaux , celle de M.
Guerette , obtenue des quinquinas dits épuisés , un hui-
tième , ils ont cru reconnaître que celle fabriquée par
eux-mêmes , d'après notre procédé , en contenait un
neuvième. Ce dernier produit aurait l'avantage d'être
placé au premier rang ; mais peu touchés de cette dis-
tinction , nous déclarons que nous admettons en principe
que le sulfate de quinine , pur et bien préparé , doit être
absolumènt soluble dans l'alcohol bouillant , et que
convenablement incinéré dans un creuset, il brûle sans
résidu.

C'est à ces expériences que nous avons eu l'attention
de soumettre le sulfate de quinine que nous préparons
par notre méthode , et il s'est toujours comporté de

manière à ne nous laisser aucun doute sur sa pureté. Nous ne connaissons pas celui de MM. Guerette et Magnes-Lahens, mais nous sommes assurés que celui qui sort du laboratoire de Pelletier est d'une pureté incontestable.

FIN.

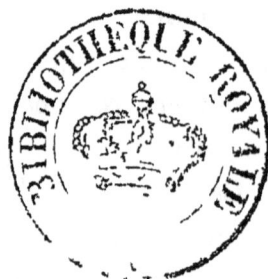

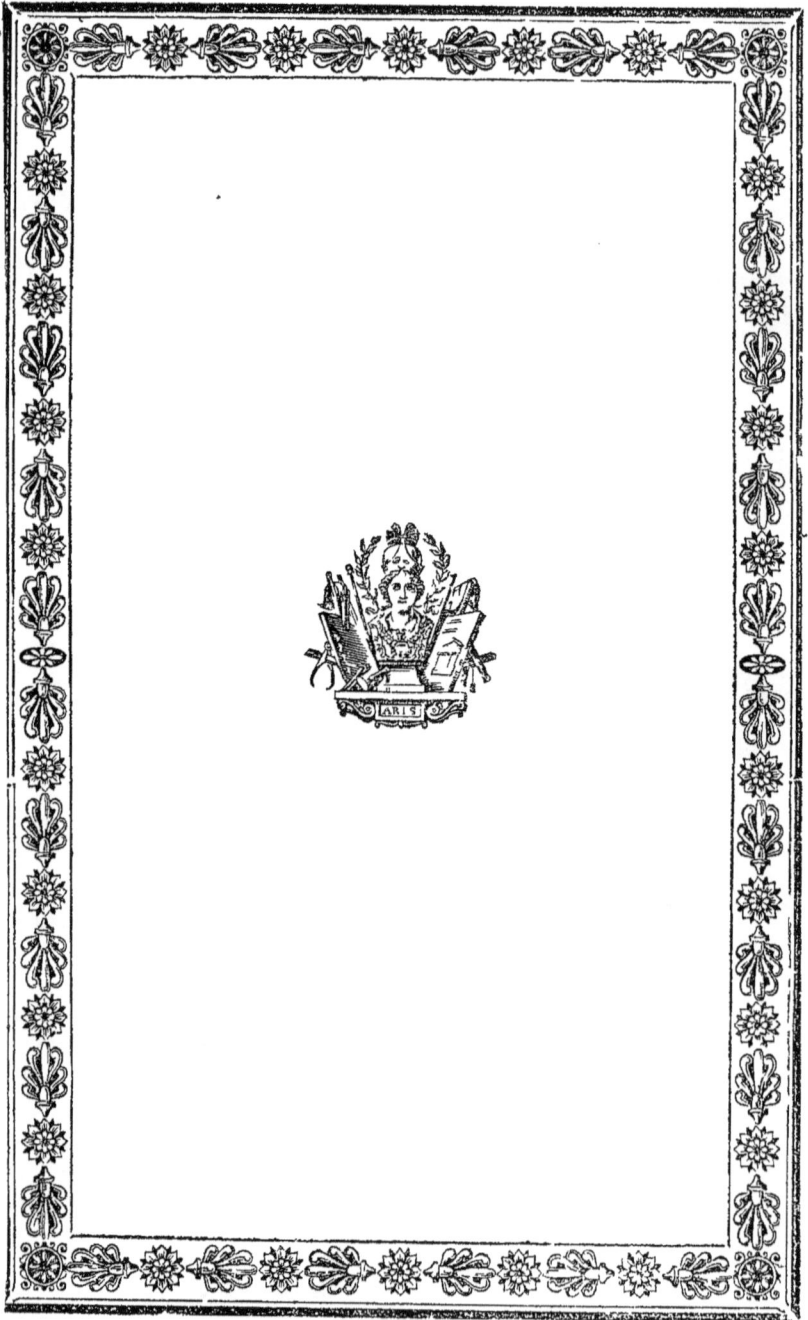